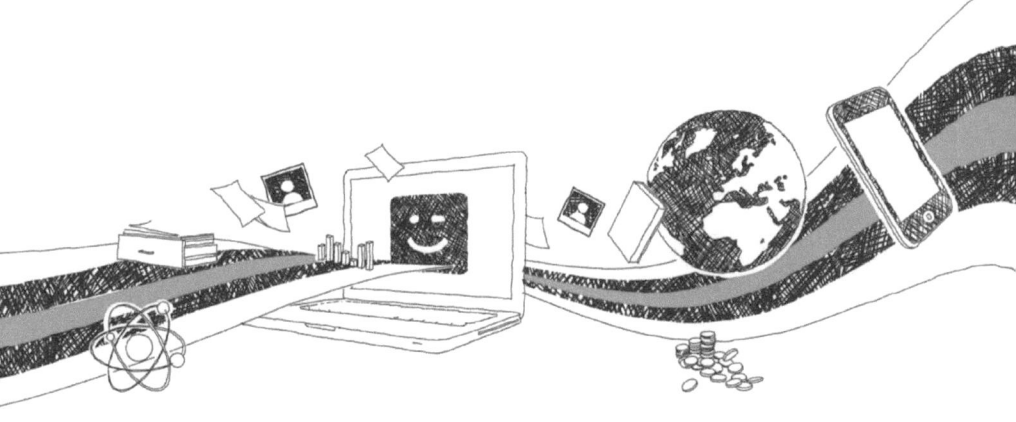
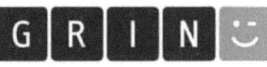

Bibliografische Information der Deutschen Nationalbibliothek:

Die Deutsche Bibliothek verzeichnet diese Publikation in der Deutschen National-
bibliografie; detaillierte bibliografische Daten sind im Internet über http://dnb.d-
nb.de/ abrufbar.

Impressum:

Copyright © 2016 GRIN Verlag, Open Publishing GmbH
Druck und Bindung: Books on Demand GmbH, Norderstedt Germany
ISBN: 9783668472099

Dieses Buch bei GRIN:

http://www.grin.com/de/e-book/369518/versorgungsstrukturen-und-finanzierungs-
modelle-fuer-menschen-mit-demenz

Anne Girrulat

Versorgungsstrukturen und Finanzierungsmodelle für Menschen mit Demenz im In- und Ausland

GRIN Verlag

GRIN - Your knowledge has value

Der GRIN Verlag publiziert seit 1998 wissenschaftliche Arbeiten von Studenten, Hochschullehrern und anderen Akademikern als eBook und gedrucktes Buch. Die Verlagswebsite www.grin.com ist die ideale Plattform zur Veröffentlichung von Hausarbeiten, Abschlussarbeiten, wissenschaftlichen Aufsätzen, Dissertationen und Fachbüchern.

Besuchen Sie uns im Internet:

http://www.grin.com/

http://www.facebook.com/grincom

http://www.twitter.com/grin_com

Hamburger Fern-Hochschule

Gesundheits- und Sozialmanagement

Hausarbeit zum Thema

Versorgungsstrukturen und Finanzierungsmodelle für Menschen mit Demenz im In- und Ausland

Anne Girrulat

Die Hausarbeit ist bis zum 10.11.2016 einzureichen.

Inhaltsverzeichnis

**Versorgungsstrukturen und Finanzierungsmodelle für Menschen mit Demenz im In-
und Ausland**

1 Einleitung

Diese Hausarbeit soll im Themenschwerpunkt auf die Versorgungskonzepte und über die Finanzierung, der speziell an Demenz erkrankten Bewohner informieren. Dennoch steht das Krankheitsbild der Demenz ebenfalls im Fokus. Jede Demenz tritt anders in Erscheinung, denn Demenz ist nicht gleich Demenz. Es gibt verschiedene Demenztypen, aber auch Mischformen mit anderen Erkrankungen, wie beispielsweise Parkinson oder Chorea Huntigton.

Der Abbau der kognitiven Fähigkeiten ist im Alter nicht zwangsläufig pathologisch bedingt, sondern einfach dem fortschreitenden Alter geschuldet. Die Diagnostik ist deshalb nicht immer ganz einfach. Symptomatiken und die Veränderungen, die mit der Erkrankung einhergehen, sind für die Versorgung elementar wichtig. Denn solange man sich mit dem Krankheitsbild als solches nicht auseinander gesetzt hat, ist es nur schwer möglich Konzepte zu verstehen oder sogar zu entwickeln, sowie Verhaltensweisen der Kranken richtig zu interpretieren und schlussendlich fachgerecht darauf zu reagieren.
Ein Dementer Mensch sollte die Wahl haben, ob er in einer stationären Einrichtung leben möchte, oder lieber in einer speziellen Dementen WG sein neues Zuhause findet. Gerade Dementen WG's oder die Demenzdörfer sind noch nicht all zu weit verbreitet, wie es aufgrund der steigenden Zahl an immer mehr Demenzkranken der Fall sein sollte.

In vielen stationären Einrichtung, die ein integratives System der Versorgung und Betreuung haben, gibt es doch – trotz einiger Vorteile, einige Problematiken, die vermieden werden könnten, wenn man Demente Menschen ihren Fähigkeiten und Defiziten entsprechend versorgen und betreuen würde. Ansätze aus anderen europäischen Staaten werden vorgestellt und zeigen, welche Konzepte oder Modelle beispielsweise teilweise übernommen werden, oder zur Inspiration anregen können. Die Nationalen Traditionen und Gegebenheiten müssen allerdings berücksichtigt und mit eingebunden werden.

Die Finanzierung des Gesundheitssystem ist für jeden Staat eines der primären Themen. Die beiden prägnanten Finanzierungsmodelle werden im Einzelnen vorgestellt und erläutert. Das Bismarck - und das Beverige - Modell, haben positive als auch negative Aspekte und sind trotz ihrer Verbreitung kritisch zu betrachten. Denn durch die Demografische Entwicklung steht gerade das Bismarck - Modell in der Kritik.

2 Demenz

2.1 Definition

„Der Begriff der „Demenz" kommt aus dem lateinischen und bedeutet wörtlich übersetzt
der „Geist ist weg".Dabei bedeutet die Silbe „de" weg und „mens" der Geist. Damit ist das
wesentliche Merkmal der Demenz vorweggenommen, nämlich der Verlust der geistigen
Leistungsfähigkeit." (vgl.:URL: Bundesgesundheitsministerium 2016)

Nach ICD 10 (Internationale statistische Klassifikation der Krankheiten und verwandter
Gesundheitsprobleme 10. Revision) wird die Demenz wie folgt definiert: „Demenz (F00-
F03) ist ein Syndrom als Folge einer meist chronischen oder fortschreitenden Krankheit
des Gehirns mit Störung vieler höherer kortikaler Funktionen, einschließlich Gedächtnis,
Denken, Orientierung, Auffassung, Rechnen, Lernfähigkeit, Sprache und Urteilsvermögen.
Das Bewusstsein ist nicht getrübt. Die kognitiven Beeinträchtigungen werden gewöhnlich
von Veränderungen der emotionalen Kontrolle, des Sozialverhaltens oder der Motivation
begleitet, gelegentlich treten diese auch eher auf. Dieses Syndrom kommt bei Alzheimer-
Krankheit, bei zerebrovaskulären Störungen und bei anderen Zustandsbildern vor, die
primär oder sekundär das Gehirn betreffen."(URL.: Deutsches Institut für Medizinische
Dokumentation und Information 2012)
Denn „der fortschreitende Krankheitsprozess wirkt sich zuerst auf die höheren zerebralen
Funktionen aus, Beeinträchtigungen zeigen sich vor allem in der Merkfähigkeit, dem Denk-
und Problemlösevermögen, räumlich-konstruktiven Fähigkeiten sowie der Sprache. Nur
bei wenigen demenzverursachenden Erkrankungen ist anfangs auch bzw. vorwiegend die
Persönlichkeit oder Motorik betroffen. Die Betroffenen können ihren Alltag in der Regel
nicht mehr alleine bewältigen und zeigen starke Einschränkungen in ihren sozialen und
alltagspraktischen Fähigkeiten und Fertigkeiten." (vgl.: URL.: Deutsches Institut für
Medizinische Dokumentation und Information 2012)

Die Demenz gehört zu den häufigsten Krankheiten im Alter. Je älter ein Mensch wird,
desto wahrscheinlicher ist es, dass dieser an Demenz erkrankt.
Die Demenz umschreibt einen Abbau des Gedächtnisses sowie kognitiver, emotionaler
und sozialer Fähigkeiten. Bei Demenz liegt meist eine diagnostizierbare Erkrankung des
Gehirns (z.B. Alzheimer-Krankheit) vor, in deren Verlauf sich die Synapsen und
Nervenzellen des Hirns verändern oder zerstört werden.

Einer der deutlichsten Hinweise, dass eine Demenz vorliegt, zeigt sich darin, dass die
kognitiven Fähigkeiten im Vergleich zum früheren Niveau, nachlassen. Der Abbau kann
schleichend erfolgen, oder auch sehr schnell. Jedoch ist ein generelles Nachlassen des
Gedächtnisses im fortgeschrittenen Alters normal. Als Faustregel liegt wahrscheinlich eher
eine Demenz vor, wenn eine Person ein Nachlassen des Gedächtnisses, des
Urteilsvermögens oder des Planens, zeigt.

2.2 Formen und Häufigkeit

„Es gibt viele Formen der Demenz, die meisten werden jedoch mit der Alzheimer-Krankheit gleichgesetzt. Zwar leiden die meisten tatsächlich an der Alzheimer- Krankheit nämlich 50 bis 60 %, jedoch gibt es noch viele weitere Formen der Demenz - Erkrankung." (vgl.: Falk 2014:14)
In „westlichen Industrieländern sind etwa zwei Drittel der Demenzformen der Alzheimer-Krankheit zuzuordnen, etwa 15 bis 20 % den vaskulären Demenzen, die durch Durchblutungsstörungen des Gehirns bedingt sind. Der Rest setzt sich entweder aus Mischformen vom degenerativen-vaskulären Typ oder aus anderen Krankheitsbildern zusammen." (Weyerer 2005) „Neuere Forschungsergebnisse kommen zum Schluss, dass heute bei alten Menschen mit Demenzsyndrom fast immer Veränderungen vom Alzheimertyp zu finden sind und zugleich in 75% der Fälle Mikroangiopathien und in 50 % zusätzliche Hirninfarkte feststellbar sind."(Förstl, Kleinschmidt 2011)

2.2.1 Pathologie vom Alzheimer Typus

„Die Alzheimer – Demenz wurde 1906 erstmalig von dem deutschen Nervenarzt Alois Alzheimer (1864-1915) beschrieben." (Falk 2014:16) „Die Alzheimer – Krankheit unterscheidet man in zwei unterschiedliche Formen. Zum einen die Demenz, die erst nach dem 65. Lebensjahr auftritt, und zum anderen die frühe Form der Alzheimer- Demenz, die ungefair 10 % der Erkrankten vor dem 60. Lebensjahr erreicht. Ein besonders hohes Risiko an Alzheimer zu erkranken, haben die Menschen mit Down-Syndrom." (vgl.: Falk: 2014: 16)
Forscher haben herausgefunden, dass bei einer Alzheimer – Demenz bestimmte Gehirnregionen absterben. Die Alzheimer- Krankheit beginnt diese in lokalisierten Gedächtnisbereichen im Hirn. Die Hirnregion des Hippocampus ist besonders stark betroffen. „Der Hippocampus ist - Teil des limbischen Systems und beteiligt an Lernprozessen, an Gedächtnisleistungen und an der räumlichen Wahrnehmung. Er bestimmt welche Ereignisse und Tatsachen gespeichert werden. Es gibt einen Hippocampus pro Hemisphäre, dort fließen Informationen verschiedener sensorischer Systeme zusammen, diese werden dort verarbeitet und werden dann von dort aus an den Cortex zurückgesandt. Dadurch wird die Überführung von Gedächtnisleistungen aus dem Kurz- und Langzeitgedächtnis überführt. Wenn die Hypokampi entfernt worden sind oder zerstört sind, können diese Menschen keine neuen Erinnerungen bilden." (vgl.: Falk 2014: 16)
„Die Erinnerungen, die im Langzeitgedächtnis gespeichert worden sind bleiben jedoch meist erhalten. Das heißt, dass der Hippocampus zwar die Erinnerungen generiert, die Gedächtnisinhalte aber werden an verschiedenen Stellen in der Großhirnrinde gespeichert." (Falk 2010: 21ff)
Zusammengefasst gibt es drei Merkmale die, die Pathologie vom Alzheimer Typus auszeichnen. „Zum einen wird von einem allgemeinen Verlust an Neuronen gesprochen und daher an synaptischen Verbindungen. Zum Anderen besteht eine globale Athrophie des Gehirns, die sich als Schrumpfen des äußeren Volumens und Vergrößerung der inneren ehemals liquorgefüllten Ventrikel zeigt. Das dritte Merkmal des Alzheimer-Thypus ist die Zellstrukturdegeneration, die auf mikroskopischem Niveau sichtbar wird." (vgl.: Kidwood 2013: 53) Dies sind alles Erkenntnisse aus medizinischen Untersuchungen und Studien, jedoch werden immer noch diverse Vermutungen aufgestellt, warum der Abbau

im Gehirn fortschreitet.

2.2.2 Pathologie vom vaskulären Typus

Der Begriff der vaskulären Demenz oder auch Pathologie vom vaskulären Typus bezeichnet gefäßbedingte Demenzen, diese stehen im Zusammenhang mit einer zerebrovaskulären Krankheit und damit einer verringerten Blutzufuhr in Bereichen des Gehirns z.b. bei allgemeinen Problemen mit dem Herz-Kreislaus-System. Einige wichtige Risikofaktoren zur Entstehung der vaskulären Demenzen sind Faktoren wie beispielsweise Hypertonie, Diabetes, Rauchen und Alkoholmissbrauch. Durch Ablagerungen kann es in größeren oder kleineren Arterien oder Kapillaren zu einem Verschluss kommen. „Die häufigere Form einer vaskulär bedingten Demenz umfasst Schäden der grauen Hirnsubstanz, jedoch gibt es auch Fälle in dem hauptsächlich die weiße Substanz betroffen ist. Diese Erkrankung, zu denen auch die als Morbus Binswanger bekannte Erkrankung gehört, erhielt die allgemeine Bezeichnung der Leukoariose." (Kidwood 2013: 54) „Die Multi-Infarkt-Demenz beschreibt eine Erkrankung, die durch eine Abfolge winziger Hirninfarkte sehr ähnlich ist und so eine Gefäßschädigung hervorruft, die zu einer bleibenden Schädigung umliegender Gehirnzellen führen. Die Erkrankung wird meist erst bemerkt, wenn bereits mehr als ein Drittel des Gehirns geschädigt ist, da gesunde Teile des Gehirns die Aufgabe geschädigter Teile in gewissen Grenzen übernehmen." (Falk 2014: 17) „Die vaskuläre Demenz deckt ein weites Spektrum ab. Am Ende stehen Erkrankungen, die sich auch als kleinere Hirninfarkte klassifizieren ließen, während der Schaden eher generalisiert ist und mit einem klinischen Bild einhergeht, das der Alzheimer-Krankheit sehr ähnlich ist."(Kidwood 2013: 54)

2.2.3 Pathologie vom gemischten Typus

Die Pathologie vom gemischten Typus ist in den „sechziger Jahren erkannt worden, man hat erkannt, dass die Gehirne mancher an Demenz Verstorbenen sowohl Anzeichen des Alzheimer- Typus als auch pathologische Befunde der Gefäße aufwiesen." (vgl. Kidwood 2013: 54) Also grob verallgemeinernd zeigt das Gehirn um so wahrscheinlicher auch Anzeichen einer Gefäßpathologie, je älter die Person mit Alzheimer-Krankheit bei ihrem Tod war.
Es gibt weitere Ursachen über eine Schädigung der Hirnstruktur hinaus. Es wird unterschieden zwischen „degenerativer Schädigung beispielsweise bei der Pick`schen Krankheit, der infektiösen bei Meningitis oder bei toxischer Schädigung z.B. bei Vergiftungen durch Metalle wie Blei, Quecksilber oder Cadmium. „Der Verlust von Neuronen gilt als Ursache von schweren als auch von wiederholten kleineren Kopfverletzungen, die zur Folge einen Gehirnschaden haben." (vgl.: Kidwood 2013: 55) Diese beiden Demenzen wurden unterschieden zwischen kortikalen Typus, bei diesen man hauptsächlich die Pathologie der Hirnrinde vermutet, und dem subkortikalen Typus, bei diesem liegt der Schaden in den tieferen (subkortikalen) Regionen." (vgl.: Kidwood 2013: 55) Die häufigsten Formen der Demenzen liegen in der kortikalen Kategorie, in der subkortikalen Kategorie befinden sich Demenzen in Verbindung mit z.B. Morbus Parkinson und Chorea Huntington.

1

2.3 Differenzialdiagnostik

Die Erkennung einer Demenz stellt sich häufig als sehr schwierig dar, da im fortgeschrittenen Alter oft die kognitive Leistungsfähigkeit nachlässt und dadurch eine Abgrenzung zu einem oft schleichendem Beginn einer Demenz schwer feststellbar ist. „In der Intelligenzforschung unterscheidet man zwischen der fluiden Intelligenz und der kristallinen Intelligenz. In der fluiden Intelligenz kommen in erster Linie die Güte und Schnelligkeit der Informationsverarbeitung zum Ausdruck, die kristalline Intelligenz umfasst Fähigkeiten, die Erfahrungswissen, Wortschatz und Sprachverständnis voraussetzen."(Falk 2014: 18) „Beide Komponenten zeigen im Alter einen unterschiedlichen Verlauf. Mit zunehmendem Alter werden Einbußen im Bereich der fluiden Intelligenz sichtbar, bei der kristallinen Intelligenz bleibt die Stabilität bis ins hohe Alter erhalten."(vgl.: Falk 2014: 18) „Die Diagnose der Demenz wird durch Ausschlussverfahren gestellt." (Falk 2014: 18) Die verschiedenen Tests oder Untersuchungen wie z. B. der Mini- Mental-Status werden durchgeführt, um herauszufinden ob eine Demenz vorliegt und auch andere kausal behandelbare Krankheiten ausgeschlossen werden können. Außerdem kann über die üblichen Methoden der Computertomographie, dass Gehirn so aufgezeichnet werden, dass strukturelle Veränderungen wie Atrophie, kleine Infarktregionen oder das Vorliegen eines Tumors deutlich zeigen. Es gibt weitere Verfahren um eine diagnostische Genauigkeit feststellen zu können, jedoch sind diese Verfahren meist der Forschung vorbehalten, da diese sehr kostspielig sind und nicht für diagnostische Zwecke zur Verfügung stehen.

2.4 Symptomatik und Krankheitsverlauf einer Demenz

„Eine Demenz wird anhand der ICD-10 in klinische Symptome eingeordnet. Damit eine Demenzielle Störung vorliegt, müssen die Störungen mindestens sechs Monate bestehen, die in einer normalen Bewusstseinslage stattfinden. Außerdem können Störungen wie beispielsweise Gedächtniseinbußen, Abnahme von kognitiven Leistungen wie Denkvermögen, Lernfähigkeit und Sprache abnehmen, wenn zu diesen Gedächtnisbeeinträchtigungen noch eine Störung der Sprache (Aphasie) oder der motorischen Fähigkeiten (Apraxie) aber auch Gegenstände nicht wieder zu erkennen sind oder auch identifiziert werden können (Agnosie), bestehen. Des weiteren muss eine Störung der Exekutivfunktionen d.h. Planen, Organisieren oder das Einhalten einer Reihenfolge, beeinträchtigt sein. Diese Defizite erzeugen Beeinträchtigungen im sozialen und beruflichen Leben, sodass eine Verschlechterung des früheren Leistungsniveaus entsteht." (vgl.:Falk 2014: 18,19)

Die kognitiven Hirnleistungsstörungen und die Verhaltensstörungen bzw. Persönlichkeitsveränderungen sind die zwei Hauptgruppen, in denen sich die Symptome der Demenz unterteilen lassen.

Die Abnahme des Gedächtnisses ist eines der prägnantesten Symptome der Demenz. Zu Anfang gibt es Störungen im Bereich des Kurzzeitgedächtnis und erst im Fortschreiten der Demenz, wird das Langzeitgedächtnis beeinträchtigt, die gelernten und vertrauten Inhalte gehen in den späteren Stadien vollständig verloren. Ebenfalls erleidet ein dementiell erkrankter Mensch den Verlust der eigenen Identität und der Kontinuität. Dies bedeutet, dass „das Erleben der eigenen Person als zusammenhängende kontinuierliche Einheit im Bewusstsein für die Entwicklung des eigenen Lebens und der gegenwärtigen Lebensumstände – dieses Wissen um die Kontinuität des Ich – schwindet zunehmend."(Falk 2014: 19,20)

Auch der Verlust der Orientierung nimmt im weiteren Krankheitsverlauf zu. Zunächst ist die zeitliche und örtliche Orientierung eingeschränkt, im weiteren Verlauf nimmt die Desorientierung zur Situation und zur eigenen Person zu. Viele Demente bemerken zu Beginn der Krankheit das etwas nicht stimmt. Sie versuchen durch kleine Gedächtnisstützen die Orientierung zu behalten. Gerade in der Häuslichkeit findet man dieses oft vor. Die Dementen möchten so lange es geht die äußere Fassade aufrechterhalten. In oberflächlichen Gesprächen fallen meist kleine Ausfälle nicht auf. Je mehr die Krankheit fortschreitet, desto größer werden die Störungen in der Sprache oder im Wiedererkennen von Gegenständen, zunehmend verändert sich auch das Verhalten der Betroffen. Es treten mehr und mehr depressive Schübe auf, „die sich später in eine oberflächlich heiter getönte Grundstimmung verändern können. Die Kranken flüchten in Leerformeln und Redensarten, sie offenbaren eine innere und äußere Unruhe und Ratlosigkeit oder sie erscheinen eher stumpf und apathisch. Auch Verfolgungsgedanken sind ein häufiges Symptom einer Demenz. Die Kranken fühlen sich bestohlen und beschuldigen Begleitpersonen, in einigen Fällen werden die Kranken auch unzugänglich durch Aggressionsausbrüche."(Falk 2014: 20) Des weiteren sind Störungen im Antrieb und in der Motivation vermindert. Entweder sitzen Demente teilnahmslos im Sessel oder sie haben eine motorische Unruhe und Wandern ziellos umher. Deshalb werden speziell stationäre Einrichtungen in denen Demente wohnen so gebaut, dass diese immer einen Rundgang machen können, um den Bewegungsdrang zu befriedigen. Bei den Nichtkognitiven Störungen, oder auch als Verhaltensstörungen bezeichnet, die im Zusammenhang mit der Demenz auftreten können, gehören Depressionen wie Wertlosigkeit, allgemeine Verschlechterung der Stimmung, Suizidgedanken und verschiedene somatische Symptome oder auch körperliche Funktionsstörungen zu den Begleiterscheinungen. Zu weiteren Verhaltensstörungen gehören der Wahn, wo ein „fehlerhaftes, aus krankhafter Ursache entstehendes irriges Urteil, bzw. eine zum gegebenen Zeitpunkt nicht korrigierbare Überzeugung von unmittelbarer Gewissheit, die mit der Wirklichkeit und mit den Überzeugungen anderer nicht übereinstimmt" (Falk 2014: 21), aber auch die Halluzinationen. Bei diesem „ wird durch eine Trugwahrnehmung ohne äußeren Sinnesreiz, jedoch als real gehalten."(vgl.: Falk 2014: 21) Außerdem gehören „Aggressionen, die sich zum einen als tätliche aber auch als verbale Aggression zeigen können zu Verhaltensstörungen von Dementen. Die Kranken leiden unter Ruhelosigkeit und exzessive motorische Aktivität, begleitet von Angst. Diese kann sich durch Nachlaufen, ziellosem Umherwandern oder auch im Durchführen von gleichen Abläufen zeigen. Bei anderen Kranken hingegen, zeigt sich ein apathisches Verhalten, die Dementen ziehen sich zurück, zeigen kein Interesse und es fehlt die Motivation." (vgl.: Falk 2014: 21)

Die Verständigung mit Dementen stellt sich als schwierig dar, vor allem im fortgeschrittenem Stadium. „Das mangelnde Verständnis von Körpersprache, Mimik und Gestik in unterschiedlichen Situationen der Kranken sind häufig die Ursache." (Falk 2014: 21)

Deshalb kann man gerade in stationären Einrichtungen feststellen, dass sich die Dementen Heimbewohner zusammenschließen.

3 Versorgungskonzepte von Menschen mit Demenz

3.1 klassische Versorgungskonzepte

Unter den klassischen Versorgungskonzepten für Pflegebedürftige, sei es mit oder ohne psychische Erkrankungen, gehören die stationären Einrichtungen und die ambulanten Pflegedienste. Aus diesen klassischen Versorgungskonzepten haben sich gerade mit zunehmender Demenzentwicklung mehr und mehr neue Konzeptmodelle gebildet, die denen mit psychischen Erkrankungen gerecht werden. Durch die Begutachtung des Medizinischen Dienstes (MDK) wird für den Pflegebedürftigen eine Pflegestufe festgelegt, welche sich aus dem Hilfebedarf des Pflegebedürftigen errechnet. Die Pflegestufe wird in drei Stufen eingeteilt, von Pflegestufe eins mit weniger Hilfebedarf bis zur Pflegestufe drei mit dem höchsten Pflegebedarf. Anhand dieser Pflegestufen wird dann der Beitrag der Pflegekasse ermittelt. Der Personalschlüssel in den stationären Einrichtungen wird ebenfalls anhand der Pflegestufe des jeweiligen Bereiches hochgerechnet.
Jedoch wird sich ab kommenden Jahr die Einteilung der drei Pflegestufen auf fünf Pflegegrade ändern. Diese Veränderung soll gerade den an Demenz erkrankten Menschen zu gute kommen.

3.1.1 stationäre Einrichtung

Die Versorgung von Menschen mit Demenz kann in der stationären Einrichtung bei zunehmend fortschreitender Erkrankung wesentlich optimaler sein als in der häuslichen Versorgung. „Dennoch gibt es für den Betroffenen als auch für die Angehörigen ein großes Problem, denn die Angehörigen werten die Heimeinweisung meist wie ein persönliches Versagen. Die Kranken selbst empfinden diesen Schritt als Abschiebung und als Endstation im eigenen Leben." (vgl.: Popp 1999: 37) „Hier fehlt die psychologische Begleitung der Angehörigen und im Heim oftmals der notwendige Zeitaufwand, der zur Eingewöhnung des neuen Heimbewohners notwendig ist." (Popp 1999: 37)
In den heutigen stationären Einrichtungen kommt meist das integrative Konzept zur Anwendung, wo Demente und nicht Demente zusammenleben. Dies soll vor allem für die Dementen Bewohnern ein Vorteil sein, da sie von den Mitbewohnern aktiviert werden. Jedoch wird das nicht von allen Heimbewohnern so gesehen, sie fühlen sich belästigt und auch Angehörige sprechen sich häufig gegen diese Form aus.

In vielen Pflegeheimen – gerade in älteren, sind die baulichen Voraussetzungen nicht optimal in Hinsicht auf die Erkrankung einer Demenz. Es ist wichtig, dass die Dementen Bewohner ihrem Bewegungsdrang nachkommen können, deshalb werden die neueren stationären Einrichtungen so gebaut, dass die verwirrten Menschen im Kreis laufen können. Ebenfalls ist die Unterbringung in einem Einzelzimmer von Vorteil, so dass sich Mitbewohner nicht gestört fühlen und es zu Unstimmigkeiten kommt.
In den Altenpflegeeinrichtungen in Deutschland ist das ganzheitliche Menschenbild eine Grundlage des Pflegekonzeptes. Dies beschreibt die physische und psychische Versorgung der Heimbewohner, „so gehören neben der Grund- und Behandlungspflege auch die aktivierende Pflege, Selbständigkeitspflege, Informationspflege und die Seelenpflege zum Pflegealltag." (Popp 1999: 40) „Je nach Trägerschaft verfolgt die Einrichtung eine andere Philosophie bzw. ein anderes Leitbild, diese legen einen anderen

Schwerpunkt bei der Zielrichtung des Handelns. Das Leitbild der Einrichtung ist der Begriff für die öffentliche Darstellung des Pflegeverständnisses. Die in dem Leitbild enthaltenen Leitgedanken bestimmen die von dem Träger gesetzten Strukturen und Qualitätsmerkmale, die ihrerseits die Voraussetzungen für die Erfüllung von Standards in Pflege und Betreuung bilden." (vgl.: Popp 1999: 40)

Des weiteren werden die Heimbewohner nach unterschiedlichen Pflegekonzepten gepflegt. Für die an Demenz erkrankten Bewohner ist eine Bezugspflege oder auch die Ganzheitlich, personenbezogene Pflege von Vorteil, da eine positive Beziehung zwischen Pflegekraft und Bewohner die Situation vereinfacht. Da Demente Menschen eine verstärke Gefühlslage haben, sind gerade Äußerungen die durch die Pflegekraft getätigt werden nur schwer verständlich, da der Sinn für den Bewohner nicht erfasst werden kann. Bei der Bezugspflege oder auch ganzheitlich personenbezogene Pflege, konzentriert sich das Pflegepersonal auf die noch gesunden Anteile, Restfähigkeiten, Stärken und Entwicklungsmöglichkeiten und arbeitet nach den Grundwerten der Menschlichkeit. Diese Form der Pflege setzt ein Gutes Fachwissen, Einfühlungsvermögen, Aufmerksamkeit, persönliche Ausgeglichenheit und menschliche Reife bei dem Pflegepersonal voraus. Doch ist nicht nur die Bezugspflege in den stationären Einrichtungen ein Bestandteil der Ganzheitlichkeit, sondern auch der Kommunikations- und Betreuungsprozess mit den Dementen alten Bewohnern. Unter Klientenzentrierte Gesprächsführung versteht man einfühlendes Verstehen, positive Wertschätzung, Akzeptanz sowie Echtheit/ Fassadenfreiheit, „diese haben nachgewiesenerweise günstige Auswirkungen auf das psychische Wohlbefinden der dementen Bewohner." (vgl.: Popp 1999: 110) Durch das Erleben und Verhalten werden die Bewohner positiv beeinflusst und kann zur größeren Angstfreiheit führen. Ebenfalls entsteht beim Kommunikationspartner das Gefühl des akzeptiert werdens und des Ernstgenommenseins, des Vertrauens und der Gleichberechtigung. Für diese täglichen Gespräche gibt es in stationären Einrichtungen die sogenannten Alltagsbegleiter. Die Alltagsbegleiter sind laut § 87b Sozialgesetzbuch XI speziell für die Betreuung Dementer Bewohner zuständig. Es werden Einzelbetreuungsmaßnahmen und Gespräche geführt, oder auch in Kleingruppen Spiele gespielt, Rätsel gelöst oder auch vorgelesen. In diesen Gesprächen sind die Alltagsbegleiter so geschult, dass validierend auf die Dementen Bewohner eingegangen wird. Validieren bedeutet, dass „die Verhaltensweisen und Äußerungen von verwirrten dementen alten Menschen wertschätzend und einfühlsam akzeptiert werden." (vgl.: Popp 1999: 111)

Dadurch, dass in den stationären Altenpflegeeinrichtungen ein strukturierte Tagesablauf vorhanden ist, vermittelt dieser für die verwirrten Bewohner ein Gefühl von Sicherheit und Geborgenheit. Durch das krankheitsbedingte verminderte Anpassungsvermögen von Demenzkranken kann jede Veränderung im Tagesablauf zu einem kritischen Ereignis werden. Das Pflegepersonal und die Betreuungskräfte sind ebenfalls in basaler Stimulation geschult. Diese Art der klientenzentrierten Kommunikation geschieht über das größte der Sinnesorgane, die Haut. „Über die Haut können Berührungs- Tast- und Druckreize, aber auch Wärme- und Kaltempfindungen aufgenommen werden. Ebenfalls können visuelle, akustische, Geruchs- und Geschmacksreize und Lageempfindungen der basalen Stimulation dienen. Elementare Körperreize können auch von immobilen Demenzkranken im Spätstadium der Erkrankung aufgenommen und verarbeite werden." (Popp 1999: 129)

Außerdem gibt es eine weitere Art der sensorischen Stimulation, diese nennt man auch Snoezelen. Das Snoezelen dient der Erweiterung der Wahrnehmung und der Empfindungsmöglichkeiten. In einigen Altenpflegeeinrichtungen werden spezielle Räume zum Snoezelen gestaltet. Die Räume werden einladend gemütlich, stimulierend und leicht veränderbar gestaltet. Dort gibt es die Möglichkeit zu entspannen und Erinnerungen wach zu rufen, diese können dann anregend und beglückend wirken. Doch diese Art der Stimulation ist nicht nur den stationären Einrichtungen vorbehalten, sondern können natürlich auch in anderen Wohnformen für Demente durchgeführt werden. Menschen mit Demenz benötigen ein speziell auf ihre Bedürfnisse zugeschnittenes Gesamtkonzept zur Pflege und Betreuung. In dem Gesamtkonzept wirken Struktur-Prozess- und Ergebnisqualität zusammen. Bei der Versorgung demenzkranker Menschen finden einige Qualitätsmerkmale Beachtung. Diese sind beispielsweise „die Etablierung eines Wohnraumkonzeptes, größtmögliche Selbstbestimmung der Bewohner (innen)n, interdisziplinäre Zusammenarbeit mit allen an der Versorgung beteiligten Professionen, Einbeziehung von Angehörige, Ehrenamtliche, Helfer(innen)n, Vernetzung der Einrichtung mit Ärzten, Krankenhäusern und anderen beteiligten Diensten und Einrichtungen, feste Bezugspersonen der Mitarbeitenden zu den Bewohner(innen)n und die Persönlichkeit des einzelnen demenzkranken Menschen steht in dem Mittelpunkt der Versorgung. Diese wichtigen Eckpfeiler gehören zu einer ganzheitlichen stationären Versorgung von demenzkranken Menschen dazu." (vgl.: Falk 2014: 54) Um diese Kriterien in der stationären Versorgung zu erreichen, hat die „Organisationsentwicklung in der Versorgung Demenzkranker zur nachvollziehbaren Verbesserung und des Wohlbefindens geführt, der Erfolg muss im Rahmen eines Qualitätsmanagements nachgewiesen werden. Dies erfordert überprüfbare Ziele, anhand derer man Erfolg messen kann." (vgl.: Falk 2014:54) Da „ein umfassendes Qualitätsmanagement in der Versorgung dementiell erkrankter Menschen sowohl bei der Leitung als auch bei den Mitarbeiter(inne)n wie den Prozessen angesetzt werden und entsprechende Vorgaben oder Leitlinien erarbeitet werden, können diese kontinuierlich auf ihre Angemessenheit überprüft und anschließend mit entsprechender Schlussfolgerung ausgewertet werden. Dieser Evaluationsprozess folgt dem Regelkreis." (vgl.: Falk 2014: 55) Diesen nennt man auch PDCA-Zyklus (Plan-Do-Check-Act) oder auch PDCA Modell.

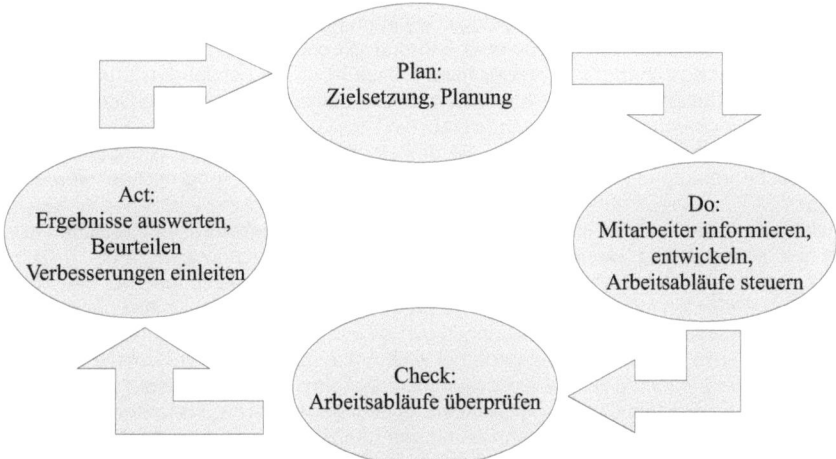

Abb.: 1: Das PDCA-Modell, basierend auf dem Modell DIN EN ISO 2008:7 (eigene Darstellung)

Das Versorgungskonzept in den stationären Altenpflegeeinrichtungen ist sehr umfangreich, dennoch will es auch finanziert werden. Die Gesamtkosten für einen Heimplatz werden von den Pflegekassen nicht getragen, je nach Pflegestufe wird diese mit einem Pauschalbetrag bezuschusst. Den Restbetrag muss der Heimbewohner aus eigenen Mitteln leisten, bei Zahlungsunfähigkeit tritt der Sozialhilfeträger dafür ein.

3.1.2 ambulante Versorgung

Bei der ambulante Versorgung wird die Kostenübernahme von Krankenkasse und Pflegekasse geregelt. Je nach Pflegeleistung muss die Krankenkasse oder die Pflegekasse die Kosten übernehmen. Die Kernleistung der Pflegekasse ist ebenfalls abhängig von der jeweiligen Pflegestufe, also genau wie bei der stationären Versorgung. Bestimmte Zusatzleistungen muss der Nutzer selbst übernehmen. Falls jemand den Differenzbetrag nicht zahlen kann, tritt hier ebenfalls der Sozialhilfeträger ein. Darüber hinaus hat ein Pflegender, der zu Hause einen Pflegebedürftigen versorgt, jährlich einen Anspruch auf Verhinderungspflege (§39 SGB XI).
„Die Behandlungspflege hat für einen ambulanten Pflegedienst eine wichtige wirtschaftliche Bedeutung, denn sie trägt im Durchschnitt etwa zur Hälfte der Einnahmen bei. Die Leistungen der Behandlungspflege in der häuslichen Versorgung sind verordnungsfähige Maßnahmen. Diese gehören zu den komplexen Verrichtungen z.B. Blutdruckmessung, Blutzuckermessung oder auch die Medikamentengabe." (vgl.: Hallensleben 2014: 32,33) Für die Ausführung der Behandlungspflege sind üblicherweise die Pflegefachkräfte verantwortlich. „Laut Rechtsauffassung gehört diese Maßnahme jedoch zu den ärztlichen Maßnahmen. Die Frage der rechtlichen Zulässigkeit, einer Delegation hängt von fünf Faktoren ab, die der Reihe nach zu prüfen sind." (Hallensleben 2014: 37)
„Der erste Faktor beschreibt die Delegationsfähigkeit der Maßnahme, diese darf das persönliche Handeln des Arztes/der Ärztin nicht erforderlich machen. Als zweiter Faktor ist die Aufklärung des Patienten und somit das Bestimmungsrecht wichtig, des weiteren muss eine schriftliche ärztliche Verordnung oder Anordnung bestehen. Ein weiterer Faktor ist die Qualifikation der ausführenden Pflegefachkraft, diese ist für die richtige Ausführung zuständig. Die Dokumentation der Anordnung des Arztes/der Ärztin und die Durchführung seitens der Pflegekraft müssen gewährleistet sein."(Hallensleben 2014: 37,38)
Außer der Behandlungspflegen sind bei der ambulanten Versorgung die Grundpflegen und die häusliche Versorgung, Leistungen die von den Krankenkassen abgerechnet werden können.
Ein wichtiger Aspekt bei der ambulanten Versorgung von Demenzkranken Menschen ist auch hier die Betreuung. Die Betreuung in der Häuslichkeit ist dennoch weitaus schwieriger zu gewährleisten als es in stationären Altenpflegeeinrichtungen der Fall ist. Gerade bei Patienten mit schwerer Demenz, bleibt für viele Angehörige meist nur die stationäre Einrichtung als Ausweg. Dennoch gibt es immer mehr an Betreuungsangebote für Demenzkranke Menschen, da gerade bei leichter bis mittelschwerer Demenz viele Angehörige ihre Lieben zu Hause versorgen möchten. „Im häuslichen Bereich, gibt es diverse Betreuungsangebote beispielsweise Entlastungsgespräche, Freizeitgestaltung, Spaziergänge oder Gedächtnis-, Wahrnehmungs- und Bewegungsübungen. Dies umfasst laut Sozialgesetzbuch nach §124 insbesondere Maßnahmen die zur Unterstützung von Aktivitäten im häuslichen Umfeld, die dem Zweck der Kommunikation und der Aufrechterhaltung sozialer Kontakte dient. Außerdem dient es zur Unterstützung bei der

Gestaltung einer Tagesstruktur, zur Durchführung bedürfnisgerechter Beschäftigungen und zur Erhaltung eines bedürfnisgerechten Tag - /Nacht-Rhythmus."(vgl.: Hallensleben 2014: 43) Die erbrachten Betreuungskosten können durch die Pflegekasse als Kostenträger abgerechnet werden.

In den Niederlanden geht man inzwischen zu einem technologiegestütztem Konzept über, dieses nennt sich „Vie Dome". „Es ist ein Konzept zu Kommunikation und Pflege in den eigenen vier Wänden. Mittels Computertechnologie können ältere und pflegebedürftige Menschen länger im eigenen Haus wohnen. Über eine zentrale Verwaltung sämtlicher Kontroll- und Sicherheitsfunktionen unter Nutzung neuester Kommunikations- und Automationstechnologien wird eine Überwachung im notwendigen Rahmen und eine gezielte einfache Fernsteuerung der einzelnen Prozesse und Haushaltsgeräte möglich. Das System ist modular aufgebaut und bietet ein günstiges Kosten-/Nutzen Verhältnis in der Praxis. Es kann auf die individuellen Anforderungen des Einzelnen abgestimmt werden und ist für den Endverbraucher einfach zu bedienen." (URL: Fachtagung, qgp-brandenburg 2013)

„Dänemark hingegen ist das europäische Land, in dem die höchste ambulante Versorgung geleistet wird. Dies bezeichnet man dort als „Home Nursing" oder auch „Home Help". Es gibt spezielle 24-Stunden-Pflegeteams und spezielle altengerechte Wohnformen für Behinderte und Alte Pflegebedürftige Menschen. Des weiteren gibt es Präventionsmaßnahmen in Form von Präventiven Hausbesuchen, diese wurden für alle allein lebenden ab dem 75 Lebensjahr eingeführt, durchgeführt werden die Maßnahmen zweimal jährlich durch die Gemeinde. Rund 65 % der über 75jährigen ist in der öffentliche Servicesystem eingebunden – in Deutschland erhielten 2009 nur rund 14 % formelle Pflegeleistungen. Außerdem werden Strategien entwickelt um die Pflege für Männer attraktiver zu machen." (vgl.:URL: Fachtagung, qgp-brandenburg 2013)

3.2 Demenzgerechte Wohnformen

„Wohngruppenkonzepte wie Haus- und Wohngemeinschaften knüpfen mit dem „Normalitätsprinzip" an das häusliche Umfeld an, sodass die demenzkranken Bewohner(innen) Gemeinsamkeiten ihres früheren Lebens wiederfinden können." (Falk 2014: 47)

Grundsätzlich stellt sich in der stationären Versorgung die Frage, in welchem Konzept die demenzkranken Menschen untergebracht werden sollen? Man unterscheidet die Unterbringung in einer integrativen Betreuung, das heißt, dass nicht demente und demente Menschen zusammen in einer Einrichtung leben, die Mahlzeiten in der Gemeinschaft einnehmen und auch Betreuungsangebote zusammen wahrnehmen können, die teilintegrative Betreuung kommt der der integrativen gleich, wobei nur die Betreuung gesondert vorgenommen wird. Das segregative Konzept ist speziell für Wohn- und Lebensbereiche, die auf die Individualität für demenzkranke Personen konzipiert sind. Entweder gibt es spezielle Wohnbereiche in stationären Einrichtungen die ausschließlich für Demente Menschen vorgesehen sind, oder ganz neue Wohnformen, wie beispielsweise Dementen WG`s oder Demenzdörfer. Diese werden im späteren Verlauf noch näher erläutert.

3.2.1 Wohn- und Hausgemeinschaften

In Wohn- und Hausgemeinschaften soll der ganz „normale" Alltag im Mittelpunkt stehen. „Normal leben heißt, das Wohn- und Lebensumfeld familienähnlich zu gestalten. Die Familie dient als Leitbild, denn in der Familie wurde „Normalität" erlebt." (Falk 2014: 48) Wohn- und Hausgemeinschaften für Demente haben charakteristische Merkmale, z. B. „soll auf heim typische Strukturen und Regelungen verzichtet werden, die Demenzkranken Menschen werden in alle Alltagsaktivitäten mit eingebunden und die Angehörigen werden miteinbezogen." (vgl.: Falk 2014: 48) „Das Kuratorium Deutsche Altenhilfe spricht im stationären Bereich von Hausgemeinschaften, im ambulanten Bereich von Wohngruppen. Die Hausgemeinschaft ist eine räumliche und organisatorische Einheit, in der acht bis zwölf ältere pflegebedürftige Menschen leben. Hausgemeinschaften werden – anders als Wohngemeinschaften, die einen ambulanten Status haben – als zugelassene pflege-finanzierte vollstationäre Einrichtungen betrieben. "(Falk 2014: 49)
Es gibt verschiedene Unterschiede zwischen stationären und ambulanten Typen, diese sind aufgrund der gesetzlich geregelten Rahmenbedingungen gravierend. Denn vor allem Pflegeheime sind in ein umfassendes Regelsystem eingebunden, in dessen Mittelpunkt unterschiedliche sozial- und ordnungsrechtliche Institutionen stehen wie Pflegekassen, Sozialhilfeträger, Heimaufsichtsbehörden, Gesundheitsämter usw. Aus diesem Grund ist es besonders schwer eine häusliche und familiäre Umgebung zu schaffen, da die Auflagen sehr umfangreich sind. „Auf Grund dieser Tatsache bieten die ambulanten Wohngemeinschaften einige Vorzüge, beispielsweise eine Integration in ein normales Wohnumfeld, außerdem sind Ausstattung und die Tagesabläufe wie in jedem anderen Privathaushalt ähnlich. Des weiteren übernimmt die Krankenkasse als Kostenträger behandlungspflegerische Maßnahmen, da es sozialrechtlich ein „privater Haushalt" ist." (vgl.: Falk 2014: 50) „Trotz Vorteilen haben Wohngemeinschaften für pflegebedürftige und demenzkranke Menschen bislang nicht die Verbreitung gefunden, die sie offenkundig haben müssten." (Falk 2014: 50) Doch warum stellt sich dies so schwierig dar? Ein Grund könnte die Verantwortung für eine Reihe zu bewältigender organisatorischer Anforderungen sein. Bei den Wohngemeinschaften müssen die zukünftigen Bewohner oder deren Angehörige ein gewisses Maß an Engagement mitbringen, da ein geeigneter Wohnraum gefunden werden muss, Absprachen zwischen beteiligten Personen getroffen und ein oder mehrere Pflegeanbieter gefunden werden müssen. Deshalb leben hauptsächlich die ambulant betreuten Wohngemeinschaften von der Initiative der Angehörigen oder Betreuern, deren Engagement, eine der zentralen Bedingungen ist, da nur sie Gewähr dafür bieten können, dass „die konstituierenden Momente einer ambulant betreuten Wohngemeinschaft – der Grad der Selbstbestimmung der Bewohner – erfüllt ist." (Falk 2014: 51) „Durch die finanzielle Förderung der Pflegewohngemeinschaften durch das Bundesministerium für Gesundheit hat sich die Anzahl von ambulant betreuten Wohngemeinschaften in Deutschland etwa verzehnfacht. Durch die spezielle Förderung durch den Bund, wird sich die Entwicklung zu ambulanten Wohngruppen noch verstärken, und somit können die Hausgemeinschaften eine weitere etablierte Säule in der Versorgung von pflegebedürftigen Menschen werden."(vgl.: Falk 2014: 51)
In unserem Nachbarland Frankreich wurde ein Konzept entwickelt, das nennt sich "Cantous", dort gibt es besondere, kleine Wohneinheiten für Demente unter der Aufsicht von professionellen Pflegern. Die Familie der an Demenz Erkrankten wird in Entscheidungsprozesse und das soziale Leben mit einbezogen. Wohn- und Hausgemeinschaften, in denen der gelingende Alltag von und für Menschen mit Demenz

im Vordergrund steht, blicken auf 25 Jahre Erfahrung zurück. Die „Assoziation Belge des „Cantous", die das Cantouskonzept weiterentwickelt und wissenschaftlich begleitet hat, definiert Cantous wie folgt: „Wohnbereich mit Animationen, die sich am natürlichen, Biographie gestützten Tagesablauf des Bewohners orientieren." (URL: Fachtagung, QgP Brandenburg 2013)

3.2.2 Das Konzept der Pflegeoase

Das Konzept der Pflegeoase zielt auf eine Betreuung und Pflege im Schwerststadium der an Demenz erkrankten Personen, das heißt, „die Kranken sind bereits erheblich in ihrer Mobilität eingeschränkt, zum großen Teil bettlägerig, in nahezu allen alltagsverrichtenden Tätigkeiten brauchen sie Unterstützung, die sprachliche Verständigung ist erschwert." (Falk 2014: 51) Das Ursprungsmodell der Pflegeoase kommt aus der Schweiz, dieses wird jedoch kontrovers diskutiert, da in den Pflegeoasen eine Tag – und Nachtbetreuung in Mehrbettzimmern vorgesehen ist. Der Vorteil dieser Mehrbetträume, soll den Kranken Bewohnern ein Gefühl von Gemeinsamkeit und Überschaubarkeit bieten. Doch kritische Stimmen wurden laut, u.a. das Kuratorium Deutsche Altershilfe (KDA) beklagt die Abschaffung des individuellen Raumes. Forschungs- und Praxisberichte zeigten zudem auf, das bestimmte Bereiche der Versorgung vernachlässigt worden sind unter anderem die Mobilisation, soziale Kontakte, bedarfsgerechte Nahrungs- und Flüssigkeitsaufnahme und eine adäquate Schmerzbehandlung. Aus dieser Problematik heraus, hat das KDA neue Leitlinien für Qualitätsleitende Pflegeoasen herausgestellt. „Ausgehend von den Erfahrungen der zurzeit existierenden Pflegeoase-Modellen als Mehrpersonenraum übernimmt das KDA das Qualitätsmerkmal der Überschaubarkeit." (Falk 2014: 52) In einer Pflegeoase wohnen maximal acht demenzkranke Bewohner zusammen auf einer Etage. Die Mitarbeitenden haben die Bewohnerinnen und Bewohner immer gut im Blick. Zusätzlich kommt es aber darauf an, dass das Einzelzimmer als Rückzugsraum unbedingt erhalten bleibt, der Einsatz von zweiflügeligen und damit weit zu öffnenden Türen bei den Bewohnerzimmern, die rund um den zentralen Gemeinschafts- und Küchenbereich angeordnet sind, so kann gleichzeitig Nähe und damit Orientierung und Sicherheit geboten werden. Die Bewohner sind nicht vom sozialen Leben ausgeschlossen, sondern können zumindest passiv daran teilhaben." (vgl.: KDA 2009: 47)
Ein weiterer wichtiger Aspekt ist die Mobilität der an Demenz erkrankten Bewohner, diese müssen aktiv und passiv in ihrer Bewegung gefördert werden. „Darunter ist nicht zu verstehen, dass Bewegungsübungen mit rehabilitativem Charakter durchgeführt werden, sondern Alltagsbewegungen, um den eigenen Körper zu erfahren. (vgl.: KDA 2009:48) Die Lebensqualität ist in der letzten Lebensphase stark davon abhängig, ob noch ein gewisses Maß an Mobilität vorhanden ist. Für den Mensch, ist es wichtig, dass sie eine Veränderung des Raumes wahrnehmen, Druck und Drehungen spüren. Ansonsten kann es leicht zu Unsicherheiten und Ängsten kommen, aber auch Orientierungslosigkeit zur eigenen Person oder zur Umwelt sind nicht untypisch. Die Konsequenz daraus, ist der Rückzug des Menschen. „Der Mensch geht verloren, so bezeichnet es das Kuratorium Deutsche Altenhilfe, dies hingegen soll in der Qualitätsgeleiteten Pflegeoase vermieden werden." (KDA 2009: 48)
Dennoch bilden nicht nur Pflege- und Personalkonzepte eine konzeptionelle Einheit sondern auch ein Wohlbefinden in der letzten Lebensphase.
„Das Personalkonzept in der Pflegeoase ähnelt der, einer stationären Hausgemeinschaft und einer ambulant betreuten Wohngruppe. Es arbeiten dort Alltagsbegleiter,

Pflegefachkräfte mit Zusatzqualifikation der Gerontopsychiatrie, Palliativ Care oder des Schmerzmanagements, der basalen Stimulation oder der Kinästhetik. Zusätzliche Mitarbeiter nach § 87b, Auszubildende, Praktikanten oder ehrenamtliche Engagierte finden dort ebenfalls eine Beschäftigung." (vgl.: Falk 2014: 52)
„Die Alltagsbegleiter stellen eine dauerhafte Präsenz über 14 Stunden in der Oase sicher. Ihre Anwesenheit wird ergänzt um die einer Pflegefachkraft. Diese verbringt 50 Prozent ihrer Arbeitszeit in der Oase, ist dort also rund sieben Stunden anwesend. Die andere Hälfte ihrer Zeit ist sie im Früh- und Spätdienst auch für den angrenzenden Wohnbereich zuständig. Nachts betreuen Pflegende im Nachtdienst die Oase mit. Bei einer Vollkraftstundenzahl von fast 1.700 Stunden ergibt sich somit ein Personalschlüssel von 1 zu 1,69". Die Aufgabenverteilung stellt sich so da, dass die Alltagsbegleiter die Bewohner ständig im Blick haben, um so – angeleitet durch eine Pflegefachkraft – ihr Verhalten und ihre Äußerungen richtig interpretieren und ihre Bedürfnisse erkennen zu können. Aufgrund dieser Beobachtungen können sie eine am Bedarf der Bewohner orientierte Tagesstruktur schaffen und beispielsweise einen Transfer als gezielte Pflegeintervention einsetzen." (KDA 2009:51)
„Laut der aktuellen Forschungsergebnisse wird die Lebensqualität der Bewohnerinnen und Bewohner in Pflegeoasen geringfügig verbessert als in traditionellen Versorgungssettings. Pflegende erleben die Arbeitsbedingungen in der Pflegeoase als besser, womit auch ihr Belastungserleben sinkt. Die Angehörigen sind ebenfalls zufriedener, da sie die Pflegebedürftigen als besser betreut erleben." (vgl.: Falk 2014: 53)
Unter Beachtung der personellen, konzeptionellen und baulichen Ausstattung kann die Pflegeoase für einen Teil der Demenzkranken Menschen eine gute Alternative zur herkömmlichen Versorgung von schwerstpflegebedürftigen Bewohnern sein.

3.2.3 Demenzdörfer
„Hogewey" in den Niederlande

„Ein ganzes Dorf für Alzheimer Patienten, damit leistet das Pflegeheim Hogewey, östlich von Amsterdam in Weesp, Pionierarbeit." (URL Alzheimer – Forschung 2011) Ein normales Dorf mit allem was dazugehört ist das Außergewöhnliche dieser Siedlung. Denn die rund 150 Alzheimer-Patienten haben hier ein zu Hause, das nicht an der Wohnungstür endet. Freiheit ist hier das höchste Gebot. Zwischen Straßen, Gärten und einem Dorfplatz finden Alzheimer-Patienten unter anderem Supermärkte, ein Theater, Cafés, einen Friseur, Schönheitssalons und eine Boules-Bahn, die inmitten der Wohneinheiten integriert sind. Ein Hausarzt und eine Praxis für Physiotherapie sind ebenfalls niedergelassen. Die Unterbringung der Patienten von maximal 7 Bewohnern pro Wohngemeinschaft verteilt sich auf 23 Häuschen und Wohneinheiten. Nach Lust und Laune können Patienten dort kochen, den Garten pflegen oder Handwerken. Der Übergang zwischen Kulisse und echtem Interieur ist in Hogewey fließend. Die Auswahl aus sieben verschiedenen Lebensstilen soll den Patienten die optimalen Umstände bieten, um weiterhin in einer möglichst vertrauten Umgebung zu leben ."Die Lebensstile wurden von einem Meinungsforschungsinstitut anhand der niederländischen Gesellschaft analysiert. Auf dieser Studie basierend bietet Hogewey den städtischen, gehobenen, handwerklichen, häuslichen, kulturellen und christlichen Lebensstil an. Selbst ein indonesischer Lebensstil wurde entwickelt, da viele Niederländer in der ehemaligen Kolonie Indonesien lebten. Die indonesische Wohneinheit ist bereits von außen durch einen Stein-Buddha auszumachen. Dieser Lebensstil könnte in Zukunft von einem muslimischen abgelöst werden." (URL

Alzheimer – Forschung 2011)
„Für die vormals in einem Hochhaus untergebrachten Patienten ist die „Illusion" perfekt.
(URL Alzheimer – Forschung 2011) Die Bewohner seien viel ruhiger, hätten weniger Angst
und riefen weniger um Hilfe, berichten die Verantwortlichen. Die Unterbringung in
Hogewey entspricht der höchsten Pflegestufe. Die Kosten werden wie für andere Heime
mit der Pflegeversicherung bestritten, ausschließlich für Extras wie Ausflüge fallen
zusätzliche Kosten an. Der ganzheitliche Dorfcharakter wird durch ein Café und durch
einen Supermarkt abgerundet. Wie erfolgreich und innovativ dieses Pflegekonzept ist,
„zeigt sich an Patienten, die den Wunsch äußern, nun wieder zurück nach Hause gehen
zu wollen, wenn sie zu Besuch bei ihren Angehörigen sind. „Vorbildlich" ist das Prädikat,
das die niederländische Alzheimerstiftung dem Pflegedorf verliehen hat." (URL Alzheimer –
Forschung 2011)

„Tönebön am See" in Deutschland

„Was in Holland als Modellprojekt bereits seit über 5 Jahren mit breiter Akzeptanz läuft,
fasst nun auch in Deutschland langsam Fuß: Ähnlich wie in dem niederländischen
Demenzdorf Hogewey wohnen seit März 2014 in der Einrichtung Tönebön am See gut 40
an Demenz erkrankte Menschen. Verglichen mit dem holländischen Demenzdorf ist es
eine kleine Anlage – sie ist für 52 Bewohner ausgelegt, während in Hogewey 153
pflegebedürftige Menschen untergebracht sind."(vgl.: URL: hna 2015)
Das deutsche Pflegeheim mit Dorfcharakter ist mit knapp 11.000 Quadratmetern so groß
wie ein Fußballfeld, es wird begrenzt von einem schulterhohen Maschendrahtzaun, Alle
der gesamten Pflegekräfte, haben eine Gerontopsychiatrische Zusatzausbildung. „Die
Kosten der Unterbringung liegen nur 200 € über denen des herkömmlichen Pflegeheims.
Ähnlich wie in Hogewey gibt es hier verschiedene Wohnhäuser, diese sind dort in WGs mit
jeweils bis zu 13 Bewohnern eingeteilt. Jeder Bewohner hat dort sein eigenes Bad mit
Badezimmer und Dusche, eigenen Möbelstücke können mitgebracht werden, eine
Grundmöblierung in den jeweiligen Zimmern ist jedoch vorhanden. In jeder WG findet man
eine großzügige Wohnküche, die zum Mitmachen animieren soll, außerdem ein
gemütliches Wohnzimmer mit angrenzender Terrasse. Im Demenzdorf gibt es einen
weiträumigen Sinnesgarten, einen Kiosk zum Einkaufen und ein Café."(vgl.:URL:
toeneboen-stiftung)Das Café sowie der Kiosk stehen auch für dort nicht wohnhafte
Menschen zur Verfügung. In den verschiedenen Gärten, können Hochbeete bepflanzt
werden und auch Obst geerntet werden.
Trotz aller positiven Erfahrungen und nachweislichen Verbesserung des Wohlbefindens für
die Demenzkranken, gibt es Kritiker, die solche Demenzdörfer nicht gut heißen. Negativ
bewerten einige Experten das „Ausgliedern von den Dementen", wie es im Mittelalter bei
beispielsweise Leprakranken der Fall war. „Die nordrhein-westfälische
Gesundheitsministerin Barbara Steffens sieht in dem Zaun, um das Demenzdorf
gebaut wurde sogar einen Verstoß gegen das Inklusionsgebot: „Wir haben mit der UN-
Behindertenrechtskonvention einen klaren Auftrag in Deutschland, und die Demenz ist
genauso eine Behinderung." Von daher gebe es keine Legitimation, „um die Menschen
auszusortieren" (vgl.: URL: aerzteblatt 2015)

4 Finanzierung

4. 1 Finanzierungsmodelle

Bei der Finanzierung der Versorgung von Pflegebedürftigen Menschen - ob mit Demenz oder ohne -, gibt es zwei unterschiedliche Systeme zur Kostenübernahme. Man unterscheidet zwischen dem Steuerfinanzierte System oder auch dem Beveridge – Model und dem Einkommensabhängigen System auch als Bismarck- Modell bezeichnet. „Es sei nicht verschwiegen, dass ein entwickeltes Gesundheits- und Pflegesystem weltweit nur in etwa 40 Ländern vorzufinden ist. In der Mehrheit der Staaten ist die Versorgung des größten Teils der Bevölkerung nur wenig institutionalisiert. Auf die hier anzutreffenden – auch innerhalb der einzelnen Länder – sehr vielseitigen Initiativen und Herangehensweisen zur Absicherung des Pflegerisikos." (URL wip - pkv 2010: 13) Einige Länder haben Mischformen entwickelt, die nur noch schwer in diese Typisierung eingeordnet werden können. Es fällt einer Bevölkerung meist schwer, sich von Traditionen und nationalen Besonderheiten zu lösen, da diese meist tief in der Gesellschaft verankert sind. Jedoch zeigen die Reformen in den letzten Jahren, dass durchaus ein Anpassungsprozess möglich ist. Die Private Absicherung zur Pflegebedürftigkeit wird in keinem Land der Welt ausgeführt.
Typische steuerfinanzierte Pflegesysteme (Beveridge - Modell) besitzen Schweden, Norwegen, Dänemark, Australien und Großbritannien. In Spanien, Japan und Luxemburg wurde die deutsche Pflegeversicherung als Vorbild gesehen und mit einigen Modifikationen als Finanzierungssystem übernommen (Bismarck-Modell).
„In Spanien erfolgt die Finanzierung der Pflegeversicherung aus Steuermitteln, statt aus einkommensabhängigen Sozialversicherungsbeiträgen wie hierzulande. In Japan sind die Kommunen (statt die Pflegekassen) Träger der Pflegeversicherung. Auch Frankreich verfolgte ursprünglich die Idee einer Pflegeversicherung, ähnlich der deutschen einzuführen. Es wurde jedoch eine steuerfinanzierte Pflegeversicherung geschaffen, die in einigen Elementen dem Beverdige - Modell ähnelt. Eine enge Einbindung in die Sozialversicherung zur Absicherung des Krankheitsrisikos findet sich vor allem in den Niederlanden und der Schweiz. In den Niederlanden wird die Pflege sozialrechtlich nicht von der Krankheit getrennt, sondern als langfristige Krankheit gesehen. In der Schweiz ist ein Großteil der Pflegeleistungen ein Bestandteil der obligatorischen Krankenversicherung. In Großbritannien erfolgt die Absicherung innerhalb des steuerfinanzierten Nationalen Gesundheitsdienstes (NHS). Die USA ist ein Beispiel für ein heterogenes System aus privater Absicherung und verschiedenen staatlichen Institutionen zur Versorgung Bedürftiger. Schließlich sei noch die Pflegeabsicherung in Österreich vorgestellt, die in vielen Bereichen an die Situation in Deutschland vor der Einführung der Pflegeversicherung erinnert. Die Pflegekosten müssen hier in erster Linie vom Bedürftigen und seinen Angehörigen getragen werden. Nach Aufzehrung des privaten Vermögens erfolgt die Unterstützung durch Sozialhilfeträger. " (vgl.: URL wip - pkv 2010: 13)

4.1.1 Beveridge - Modell

„Das Beveridge-Modell ist nach dem britischen Ökonom und Politiker William Henry Beveridge benannt. Er legte 1942 dem britischen Unterhaus einen Report zur Sozialpolitik vor, der als Grundlage für den Aufbau des Gesundheitssystems in Großbritannien nach dem zweiten Weltkrieg diente." (URL wip-pkv 2010: 10)
Die Leistungen der jeweiligen Versicherung sind unabhängig vom Einkommen der Erwerbstätigen, also für alle Einheitlich. Die Intention ist die Absicherung des Existenzminimums. Der jeweilige Staat stellt eine wesentliche Rolle in diesem System dar, jedoch ist es auch möglich die Trägerschaft an andere Gebietskörperschaften weiterzugeben. „Da die Finanzierung aus dem Steueraufkommen erfolgt, sind die finanziellen Mittel in der Regel Teil des jährlichen Haushaltsplanes des Staates bzw. der Gebietskörperschaften. Damit stehen sie in direkter Budgetkonkurrenz zu anderen öffentlichen Ausgaben, teilweise wird dieses System auch als universelles Sozialsystem bezeichnet."(URL wip - pkv 2010: 10) Das Beveridge - Modell ist eine Absicherungsform die durch Steuermittel finanziert wird. Dies bedeutet, dass alle Versicherten den gleichen Schutz haben, unabhängig davon, welchen Erwerbsstatus sie besitzen. Probleme aufgrund bestimmter unversicherter Bevölkerungsgruppen gibt es damit nicht.
Im Beveridge – Modell sind „die stationären Einrichtungen und die ambulanten Dienste mehrheitlich der Trägerschaft unterlegen, ebenfalls Ärzte, Pflegekräfte und andere Beschäftigte, sind überwiegend Angestellte des öffentlichen Dienstes."(vgl.: URL wip - pkv 2010: 10)
„Die grundsätzliche Kalkulation erfolgt im Beveridge - Modell nach dem Umlageverfahren und ähnelt der in einer Sozialversicherung. Die volkswirtschaftlichen Wirkungen sind davon abhängig, aus welchen Steuerarten sich das Steueraufkommen zusammensetzt." (URL wip - pkv 2010: 10) „Die Zusatzlast („excess burden" oder „deadweight loss") einer Steuer, das heißt der Wohlfahrtsverlust des Landes, der infolge von Ausweichreaktionen auftritt, ist besonders dann hoch, wenn die besteuerte Aktivität eine hohe Elastizität aufweist. Bei gleichem Steuersatz ist die Zusatzlast bei der Besteuerung von Kapitaleinkommen höher als bei Arbeitseinkommen. Bei einer Besteuerung von Gütern, die im gewissen Rahmen eine weitgehend unelastische Nachfrage aufweisen, wie zum Beispiel Tabak, Mineralöl, Energie und Grundflächen, ist die Zusatzlast eher klein. Die geringste Zusatzlast weist eine Kopfsteuer auf. Damit ist es denkbar, dass der Wohlfahrtsverlust infolge der Finanzierung von Pflegeleistungen über ein Steuersystem niedriger sein kann, als bei einer Sozialversicherung. Erfolgt die Finanzierung allerdings überwiegend über eine Einkommensteuer (oder sogar über die Besteuerung von Kapitaleinkommen) kann die Zusatzlast der Steuer – in Abhängigkeit vom Steuertarif – hoch ausfallen."(URL wip - pkv 2010: 10) „Erhebliche Zusatzlasten treten insbesondere bei Steuertarifen mit steigendem Grenzsteuersatz auf. Aber selbst in Einkommensteuersystemen mit einem einheitlichen Steuersatz („flat rate") wurde oft ein Grundfreibetrag installiert, woraus ein steigender Durchschnittssteuersatz und damit ein Wohlfahrtsverlust aufgrund von Ausweichreaktionen resultieren kann."(URL wip-pkv 2010: 10,11) Diese zeigten sich zum Beispiel darin, dass es manche Personen als nicht lohnenswert ansehen ein höheres Einkommen anzustreben. Damit bleiben Bildungsinvestitionen genauso aus wie eine größere Arbeitsinitiative im Beruf. Dafür wird es attraktiv, Arbeitsehrgeiz in die Schattenwirtschaft zu verlagern. Ein erheblicher Wohlfahrtsverlust für die Volkswirtschaft kann auch aufgrund der Regelungen auf der Leistungsseite entstehen. Da Mehrarbeit für Beschäftigte nicht zu höherem Leistungsanspruch führt, besteht für die Individuen kein Anreiz in größerem Umfang ihr

Arbeitsangebot auszuweiten.
Das Beveridge – Modell wird von beispielsweise Großbritannien, Spanien, Norwegen
Dänemark, Schweden, Neuseeland und Kuba umgesetzt.

4.1.2 Bismarck – Modell

„Das Bismarck-Modell ist nach dem ersten Reichskanzler des Deutschen Reichs Otto von
Bismarck benannt, der 1883 mit der Einführung einer gesetzlichen Krankenversicherung
,die Grundlage für ein Sozialversicherungssystem legte. Das Bismarck-Modell wird in
seiner Grundform wesentlich durch zwei Elemente charakterisiert: der Bindung an den
Erwerbsstatus und die Finanzierung durch Beiträge." (URL wip-pkv 2010: 11,)
Die Sozialversicherungsbeiträge im Bismarck-Modell werden oft einkommensabhängig
erhoben, können aber auch als Pauschalbeitrag verlangt werden.
In Deutschland liegt der derzeitige Steuersatz des Arbeitnehmers, bei der
Pflegeversicherung bei 1,175 % und der, der Krankenversicherung bei 14,6 % oder auch
bei ermäßigtem Beitrag bei 14,0 %. Die Krankenkassenbeiträge sind seit dem 1.1. 2009
zwar identisch, jedoch können die Leistungen der Kassen unterschiedlich sein und auch
Rückerstattungen, durch die Krankenkassen sind möglich. Für Besserverdiener greift die
Beitragsbemessungsgrenze, diese liegt derzeit bei „4237,50 € Brutto und wird ab dem
kommenden Jahr 2017 auf 4350 € Brutto" (URL: krankenversicherung 2016) erhöht. Die
Beitragsbemessungsgrenze ist der Grenzwert, bis zu dem das Einkommen bei der
Beitragsrechnung herangezogen wird. Wenn das Einkommen diesen Betrag übersteigt, ist
der Teil des Verdienstes, der die Grenze übersteigt, beitragsfrei.
Für Selbständige trifft dieses jedoch nicht zu, sie sind von der Versicherung
ausgenommen und müssen sich selbst versichern. Es besteht grundsätzlich das Problem
wie mit Personen umgegangen wird , die nicht dem Sozialversicherungssystem
unterworfen sind.
Die Problematik des Bismarck – Modells besteht jedoch in der demografischen
Entwicklung der Industrieländer. Denn durch die steigende Zahl an Hochbetagten steigt
natürlich auch die Anzahl der Pflegebedürftigen Menschen. Dadurch, dass die
Geburtenrate nicht dem Schritt halten kann, werden die Länder mit diesem System vor die
Frage gestellt, wie dies finanziert werden soll. Außerdem kann das Sozialsystem auch
durch konjunkturelle Einflüsse geschwächt werden. Dieses Sozialsystem scheint dauerhaft
und in Zukunft wohl nur noch schwer bestehen zu können.
„Die Kritik an einer Sozialversicherung setzt meist daran an, dass sie, wie Milton Friedman
meinte, den Bürgern ein Versicherungssystem suggeriere, obwohl es in Wirklichkeit
lediglich ein intransparentes Steuersystem zur Umverteilung von Einkommen
darstellt."(URL wip-pkv 2010: 12) Die „Bismarck-Systeme" zeichnen sich oft dadurch aus,
dass die Finanzierung nicht direkt über den Staatshaushalt, sondern in selbstverwalteten
Krankenkassen vorgenommen wird. Dies ermöglicht eine gewisse Eigenständigkeit und
Unabhängigkeit, gegenüber Verteilungskämpfen. Der Einfluss des Staates ist jedoch trotz
allem meist sehr groß. „Dem „Bismarck-Modell" wird außer in Deutschland zum Beispiel
auch in den Niederlanden, Belgien, Japan, Luxemburg und Frankreich gefolgt." (URL wip-
pkv 2010: 12)

Die nachstehende Tabelle zeigt noch einmal auf einem Blick das Land mit dem jeweilig zuständigem Finanzierungssystem und der jeweiligen Trägerschaft.

Tab. 1: Finanzierungssystem und Zuständigkeit der vorgestellten Länder

Land	Finanzierungssystem	Träger
Deutschland	Pflegeversicherung	Pflegekassen
Japan	Pflegeversicherung	Kommunen
Luxemburg	Pflegeabsicherung	Verband der Krankenkassen
USA	Soziale Hilfsprogramme, Privat	Bundesstaaten
Schweiz	Teil der Krankenversicherung	Krankenversicherung, Kantone
Niederlande	Teil der Krankenversicherung	Krankenversicherung
Frankreich	Steuerfinanzierte Pflegeversicherung	Départements
Spanien	Steuerfinanzierte Pflegeversicherung	Regionen, Kommunen
Australien	Steuerfinanziert	Zentralstaat, Territorien
Schweden	Steuerfinanziert	Kommunen
Dänemark	Steuerfinanziert	Kommunen
Großbritannien	Steuerfinanziert	Nationaler Gesundheitsdienst
Norwegen	Steuerfinanziert	Kommunen
Österreich	Steuerfinanziert	Bund, Länder

Hinweis: Es wurde jeweils das dominierende Finanzierungssystem angegeben. In der Regel existieren noch andere Institutionen, die bestimmte Leistungen anbieten. (vgl.:URL wip-pkv 2010:12) (eigene Darstellung)

Anhand dieser Tabelle lässt sich erkennen, dass über die Hälfte der Staaten eine Finanzierung durch Steuereinnahmen erhält, zum Teil auf Kommunaler aber auch auf Länderebene.

5 Schlusswort/Fazit

Diese Hausarbeit hat sich mit den Versorgungsstrukturen und der Finanzierung für die Pflegebedürftigen Menschen beschäftigt. Durch die heutigen Zahlen lässt sich nur teilweise berechnen, welche Problematik in den kommenden Jahren auf die Gesellschaft und die Politik zukommt. Aus diesem Wissen heraus wurden schon einige andere Konzeptmodelle für Demente alte Menschen entwickelt. Denn gerade jene Menschen, die an einer Demenz leiden, haben es in klassischen stationären Altenpflegeeinrichtung sehr schwer. Das Pflegepersonal ist meist nicht ausreichend in gerontopsychiatrischer Hinsicht geschult. Außerdem ist der Personalschlüssel in stationären Einrichtungen sehr knapp bemessen.

Die Politik geht weitestgehend dahin über, dass pflegebedürftige Menschen solange es möglich ist, in der Häuslichkeit versorgt werden. Dies hingegen gelingt nur, wenn man die Betreuung gerade für Demenzkranke Menschen verbessert und eine Entlastung für die Angehörigen schafft. Aus meiner Erfahrung heraus ist die Betreuung von Demenzkranken Menschen in der Häuslichkeit durch Angehörige schwer möglich. Je nach Schweregrad der Kranken ist die Versorgung und Betreuung durch die Angehörigen, die zum größten Teil nur gering geschult sind eine zu große Belastung. Denn nicht nur die fehlende Kompetenz fehlt, sondern auch die räumlichen Bedingungen sind teilweise erschwerend. Dies führt dann zur Überlastung und auch zu Schuldgefühlen, dem Kranken nicht gerecht zu werden. Gerade meine Arbeit in der Kurzzeitpflege lässt mich feststellen wie Angehörige an ihre Grenzen stoßen. Deshalb würde ich mir gerade in diesem Bereich viel mehr Tagespflegeeinrichtungen speziell für Demente Menschen wünschen. Ebenfalls sollte der Ausbau an nächtlicher Betreuung für Demenzkranke Menschen weiter fortschreiten, damit auch die pflegenden Angehörigen ein weitestgehend „normales" Leben führen können.

Aus diesem Grund, befürworte ich den Ausbau von innovativen Wohnformen für Demenzkranke Menschen ebenfalls. Die Dementen WG`s und die Demenzdörfer stellen eine gute Alternative zu den klassischen Einrichtungen dar. Es bietet den Demenzkranken einen nach den eigenen Ressourcen eigenständigen Alltag mit Menschen, die ihnen vertraut sind. Dies würde wahrscheinlich mehr Angehörige dazu bewegen, die Pflege zu Hause aufzugeben, wenn sie wüssten,dass ihre Pflegebedürtigen in einem familiären Umfeld versorgt und betreut werden.

In vielen anderen Staaten, gerade in der europäischen Union, sind die Entwicklungen für neue Projekte oder Wohnformen weiter fortgeschritten wie beispielsweise das Demenzdorf „Hogewey" welches im Jahre 2010 eröffnet wurde, oder auch Projekte wie „Concous" in Frankreich.

Es könnte tatsächlich der Eindruck entstehen, dass der Politik immer noch nicht bewusst ist, welche Auswirkungen die steigenden Zahlen an Demenzerkrankten Menschen auf die Gesellschaft haben. Ich würde mir wirklich wünschen, dass endlich gehandelt wird.

Literaturverzeichnis

Falk, J. (2014) Senioren; Studienbrief 2: Interventionen und Versorgungsstrukturen bei Demenz.

Förstl, H. ;Kleinschmidt, C. (2011): Demenz. Diagnose und Therapie. Stuttgart: Schatthauer.

Hallensleben, Dr. Jörg Alexander (2014) Senioren; Studienbrief 1: Rechtliche Rahmenbedingung und Finanzierung ambulanter Pflegedienste.

Kämmer, K. (2014) Pflegemanagement. Personaleinsatz-und Ablaufplanung. Hannover. Schlütersche.

Kitwood, Tom (2013): Demenz. Der person-zentrierte Ansatz im Umgang mit verwirrten Menschen. Bern: Huber.

Popp, Ingrid (1999): Pflege dementer Menschen. Stuttgart: Kohlhammer.

Weyerer, S. (2005): Altersdemenz (Heft 28). Aus der Reihe „Gesundheitsberichterstattung des Bundes". Hrsg. Robert Koch Institut. Berlin.

URL: http://www.alzheimer-forschung.de/alzheimer-krankheit/aktuelles.htm?showid=3461

URL: http://www.bmfsfj.de/RedaktionBMFSFJ/Abteilung3/Pdf-Anlagen/demografie-agenda-allianz-fuer-menschen-mit-demenz,property=pdf,bereich=bmfsfj,sprache=de,rwb=true.pdf

URL: http://www.dimdi.de/static/de/index.html

URL: http://http://www.hna.de/politik/erstes-deutsches-demenzdorf-hameln-dorf-vergessens-4746896.html

URL: http://www.kda.de/tl_files/kda/ProAlter/2009-07-13-ProAlter-Leseprobe-Pflegeoasen.pdf

URL:http://www.krankenversicherung.net/beitragsbemessungsgrenze

URL: http://www.spiegel.de/wissenschaft/mensch/prognose-zahl-der-demenzkranken-wird-sich-bis-2050-verdoppeln-a-746878.html

URL: http://http://www.toeneboen-stiftung.de/index.htm

URL: http:// http://www.qgp-
brandenburg.de/fileadmin/fachtagungen/2013/dokumentation/QgP-FT2013_Braeseke.pdf

URL: http://www.wip-pkv.de/uploads/tx_nppresscenter/Pflege_international.pdf

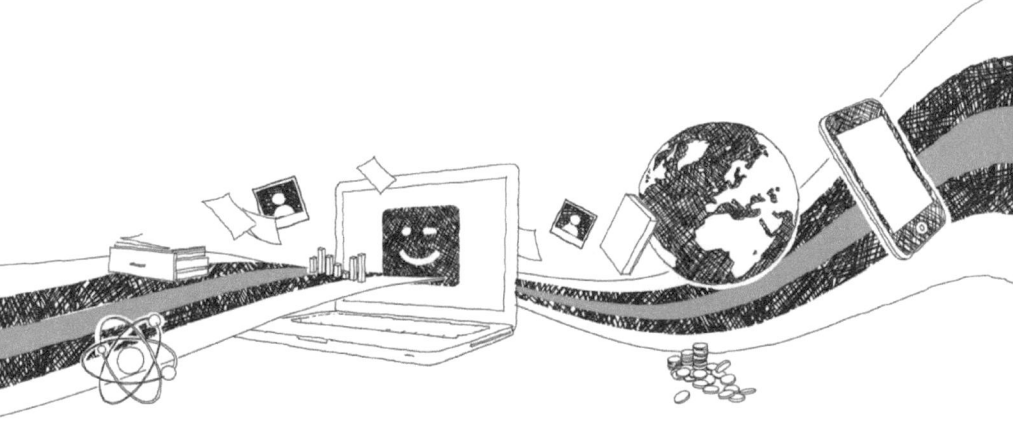
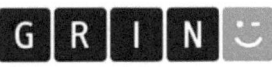